DISSERTATION

Sur les Dangers de la Privation et de l'Abus des Plaisirs vénériens chez les Femmes;

Présentée et soutenue à l'Ecole de Médecine de Paris, le 9 brumaire an 14,

PAR ET. LABRUNIE, natif d'Agen,

DOCTEUR EN MÉDECINE;

Elève de l'Ecole de Médecine de Paris; Membre des Sociétés médicale d'Emulation, de médecine Clinique, et d'Instruction médicale de Paris, et de celle d'Emulation de Bordeaux.

Si l'on réunissait dans un ouvrage l'indication des moyens qui peuvent servir à favoriser la continence ou à en éviter les effets, avec la description des maladies produites par l'impureté, cet ouvrage vaudrait les meilleurs traités de morale sur cette matiere.

Lettre de M. ISELIN, Secrétaire d'état à Basle, à M. TISSOT.

A PARIS,

DE L'IMPRIMERIE DE DIDOT JEUNE,

Imprimeur de l'École de Médecine, rue des Maçons-Sorbonne, n.° 13.

AN XIV (1805).

PRÉSIDENT,

M. LALLEMENT.

EXAMINATEURS,

MM. CHAUSSIER.

DUBOIS.

HALLÉ.

LASSUS.

LECLERC.

Par délibération du 19 frimaire an 7, l'École a arrêté que les opinions émises dans les dissertations qui lui sont présentées, doivent être considérées comme propres à leurs auteurs; qu'elle n'entend leur donner aucune approbation ni improbation.

A SON EXCELLENCE

MONSEIGNEUR

DE LA CÉPÈDE,

Sénateur; Grand Chancelier de la Légion d'Honneur; Membre de l'Institut, etc.

Comme un hommage rendu à ses vastes connaissances et à ses grandes vertus, et comme gage du respect le plus profond et de la reconnaissance la plus vive.

ET. LABRUNIE.

DISSERTATION

Sur les Dangers de la Privation et de l'Abus des Plaisirs vénériens chez les Femmes.

PRÉLIMINAIRE.

Le plaisir, voilà le but vers lequel se dirige constamment tout être sensible. Bien supérieur par cette qualité à tous les autres animaux, l'homme le poursuit aussi avec une ardeur bien plus grande. Il emploie son existence entière à le rechercher; mais, trompé souvent dans son attente par son inexpérience ou par la faiblesse de ses moyens, il s'égare, et souvent ne trouve à sa place que des maux et le repentir.

La nature, en donnant à l'homme la perspective du plaisir, en lui rendant nécessaire celui qui résulte de l'union des sexes, semble par cela même lui en avoir défendu la privation dans beaucoup de circonstances, et l'abus dans toutes. S'il s'écarte de ses desseins immortels, il s'expose à des maladies sans nombre, placées par elle comme des sentinelles vigilantes destinées à le contenir dans les bornes qu'elle a prescrites. Mais vaines menaces! nos lois, nos passions, des intérêts étrangers, nous font braver tous les obstacles, et nous voilent continuellement le danger jusqu'au moment où il n'est plus possible d'en éviter l'atteinte.

Mais la femme, cette moitié si intéressante de l'espèce humaine, dont l'homme reçoit la vie et le bonheur, est exposée à des maladies plus terribles encore que celles de l'homme. Pourvue d'organes plus irritables et plus sensibles, victime de passions plus impétueuses et plus ardentes, soumise à des lois plus sévères de morale et de pudeur, comment soutiendrait-elle le choc de tant de stimulans? Quelles barrières pourrait-elle leur opposer, lorsque ses efforts mêmes pour leur résister auront augmenté leur véhémence, et que ses facultés physiques et morales, plongées dans un désordre quelquefois inévitable, lui auront ôté jusqu'à l'exercice de ses facultés intellectuelles.

Avant d'énumérer les maladies auxquelles ce sexe est exposé, faisons d'abord connaître rapidement les différences physiques qui le distinguent de l'homme, afin de mieux saisir les causes qui le disposent plus que lui à certaines maladies, et qui lui en donnent même d'exclusives.

Vers l'approche de la puberté, lorsque l'âge de rassembler quelques idées est arrivé, la jeune fille, que la même délicatesse d'organes, le même son de voix, les mêmes fonctions et les mêmes jeux, ont fait presque confondre avec le jeune homme de son âge, s'en distingue bientôt par des différences qui ne sont plus équivoques; tandis que ce dernier prend un caractère et des traits plus prononcés; que sa peau se brunit légèrement; que ses muscles deviennent plus forts et plus saillans, sa voix plus mâle, sa taille plus élevée, sa démarche plus fière; que ses nouveaux goûts enfin et ses nouvelles idées caractérisent le sexe que la nature destine à protéger l'autre, la femme s'éloigne peu de sa constitution primitive. Sa peau reste blanche et douce; une graisse peu consistante et élastique enveloppe des muscles pâles et grêles, dont les tendons vont s'implanter à des os, qui, par leurs saillies peu marquées, prouvent le peu d'action des muscles sur eux. Sa structure est plus petite en général; les parties supérieures, et surtout la poitrine, sont moins volumineuses; le bassin, au contraire, est plus évasé, les fémurs conséquemment plus éloignés, et ses muscles, s'implantant sur un espace plus étendu que chez l'homme, laissent de plus grands intervalles qui se remplissent d'un tissu cellulaire plus abondant, et rendent les cuisses plus rondes, plus grosses, plus potelées.

Les actions de la femme ne sont pas moins distinctes à cet âge, que je suppose, comme l'on voit, peu éloigné de la puberté. Plus posées dans leur démarche, plus paisibles dans leurs amusemens, plus recherchées dans leurs goûts, elles fuient avec crainte le tumulte, la dispute et les jeux bruyans des garçons de leur âge, qui se livrent surtout à des exercices violens, tels que la course, la lutte, etc. Leur imagination, qui leur fait entrevoir alors des secrets qu'elles méconnaissaient auparavant, les porte à une curiosité indiscrète; elles font des questions répétées sur tout ce qui se présente à elles, et donnent déjà des preuves d'un jugement exercé, quand les hommes paraissent réunir à peine quelques idées.

Si nous passons ensuite à l'examen des organes reproductifs, nous les voyons chez l'homme offrir deux divisions particulières: 1.° organes propres à l'élaboration et à la conservation du sperme; 2.° organe immédiat pour sa transmission. Les premiers sont les testicules, la prostate, les vésicules séminales.

Le pénis est l'organe immédiat de l'union sexuelle et de la transmission du sperme, au moyen du canal de l'urètre, qu'il contient dans sa partie inférieure et moyenne, et qui sert aussi à l'émission de l'urine.

L'appareil sexuel féminin présente trois divisions principales: 1.° organes embrassans ceux du mâle pendant la copulation; 2.° organes destinés à recevoir, à retenir et à travailler la liqueur prolifique; 3.° organes fournissans des moyens de développement pour transmettre au-dehors les produits de la conception; ces organes sont le clitoris, la vulve, le vagin; — la matrice, les trompes, les ovaires; — les grandes lèvres, les nymphes, l'hymen ou les caroncules myrtiformes. En comparant les organes génitaux de la femme à ceux de l'homme, des anatomistes ont cru trouver des rapports sensibles de conformation et de structure. Quelques-uns allaient même jusqu'à penser qu'ils ne différaient qu'en ce que, chez la femme, ils étaient internes, et chez l'homme, externes; et, pénétrés de cette fausse idée, ils ne balançaient pas à décider que la femme est plus ardente que l'homme, parce que, disaient-ils, plus un animal a les organes de la génération profondément placés, plus il a d'aptitude à les exercer, à cause de la chaleur plus grande dont ils jouissent.

Sans m'arrêter à donner une description détaillée des organes que je viens de nommer, ce qui me mènerait trop loin, je vais me borner à donner une idée rapide de l'uterus et des ovaires, qui sont les organes le plus fréquemment affectés à la suite de la continence ou de l'incontinence.

L'uterus est un organe creux, des plus essentiels de la femme; c'est celui dont l'influence est la plus puissante sur son organisation. Placé au milieu du bassin, entre la vessie et le rectum, il surmonte le vagin, auquel il est uni, et supporte en partie la masse intestinale. Dans les premiers âges, il est aplati d'avant en arrière, petit, dur, et représentant un triangle dont l'angle inférieur, embrassé par le vagin, se termine par un prolongement nommé *col*, qui, par une petite fente transversale, établit une communication entre ce dernier organe et la cavité de l'uterus. De ses deux angles supérieurs partent deux conduits tortueux, longs de quatre ou cinq travers de doigts, flottans dans l'abdomen, et si étroits à leur orifice, qu'ils admettent à peine une soie de cochon. Ils s'élargissent insensiblement et se terminent par une espèce de pavillon frangé, qui, pendant l'orgasme vénérien, s'applique sur l'ovaire, par la roideur que prennent alors les trompes. L'uterus devient plus grand, plus arrondi, plus mol, vers l'âge de la puberté; il se pénètre alors d'une grande quantité de sang: des glandes nombreuses qui couvrent sa surface interne, ainsi que l'intérieur du vagin, secrètent un fluide gluant, nauséabond, qu'on a nommé semence de la femme, et qui, par un séjour prolongé dans ces parties, acquiert une odeur forte et pénétrante, première cause, peut-être, de l'irritation qui se manifeste ordinairement par la continence.

Les ovaires, nommés jusqu'à *Stenon*, testicules de la femme, sont deux corps blanchâtres, vésiculeux, ridés, moins gros que les testicules de l'homme, placés dans l'abdomen, dans l'épaisseur des ligamens larges, et adhérens à une des franges du pavillon des trompes, aux côtés externes et supérieurs de l'uterus. C'est au milieu d'eux qu'existent les germes qui, pour se développer, n'attendent que l'impulsion de la matière prolifique du mâle; ils ont pour conduits excréteurs les trompes, qui, comme nous l'avons dit, s'appliquent sur eux par leur extrémité évasée. Le professeur *Alphonse Leroy* considère ces organes comme deux ganglions nerveux du grand sympathique, vers lesquels se dirige l'azote du corps, à l'époque de la menstruation, en plus grande abondance qu'aux autres parties de la génération. De l'affluence de ce gaz vers ces organes, il résulte, ajoute ce professeur, que toutes les autres parties, étant alors moins animalisées, éprouvent un affaiblissement remarquable. Les germes sont des portions nerveuses de ce ganglion, enveloppées d'une membrane, et se développant dans l'uterus de la même manière qu'une racine.

Des artères, des veines, des lymphatiques et des nerfs, sont répandus abondamment dans tous ces organes, mais surtout dans l'uterus, dont les nerfs fournis par les grands sympathiques, les plexus reinaux et hypogastriques sont si abondans, qu'on ne peut être surpris de la sympathie étonnante qui existe entre cet organe et tout le corps, ni de la variété des symptômes qui sont la suite des altérations qu'il éprouve.

D'après l'idée que je viens de donner des deux sexes, on voit qu'il existe entre eux des différences physiques, que nos institutions ni nos mœurs ne peuvent jamais changer. Il en est aussi qui paraissent d'autant moins marquées, que les deux sexes ont eu une éducation plus conforme; mais il est bien certain que rien ne détruira jamais cette variété que la nature a établie, et qui sera d'autant plus complète, que chacun d'eux se sera livré plus exclusivement aux occupations qui lui sont propres.

Dès que la jeune fille est parvenue à l'âge de 14 à 15 ans, elle a atteint ordinairement, dans nos climats, cette époque remarquable que l'on nomme puberté; les organes qui doivent l'influencer si prodigieusement pendant toute sa vie, ont acquis leur presque entier développement. C'est alors que vient s'offrir à son imagination la perspective d'un plaisir qui la fait déjà tressaillir. Le voile qui lui cachait le secret de sa destination est enfin levé. Une sensation de chaleur inconnue se propage dans tous ses membres; sa physionomie prend plus de douceur et d'énergie, sa voix un peu plus de gravité; son sein s'élève, s'arrondit, présente une blancheur plus éclatante. L'uterus sort de son long sommeil; il se pénètre et se gorge de sang. Un écoulement d'abord séreux, bientôt sanguin, se manifeste, revient périodiquement, et désigne déjà la possibilité de devenir mère. Enfin, le léger trouble d'une pudeur qui commence avec les desirs, agite voluptueusement son sein sous la gaze légère qui le couvre.

Parvenue à cette époque, la femme s'est moins éloignée que l'homme de son tempérament primitif; celui qu'elle vient d'acquérir, jouit d'une influence très-grande sur son énergie physique ou morale, et lui donne, selon sa variété, une aptitude plus ou moins grande à se livrer aux plaisirs de l'amour; aussi je vais en tracer rapidement quelques idées.

On a admis quatre espèces de tempérament, qu'on trouve rarement très-distincts et très-caractérisés, et qui, mélangés plus ou moins, forment des variétés nombreuses.

1.° *Le bilieux*. On le reconnaît ordinairement à une peau sèche, aride, peu blanche; les veines sont grosses, saillantes, le pouls élevé, l'haleine forte, l'œil noir, vif et perçant du génie; il y a une disposition très-grande à l'amour et à toutes les passions, qu'il rend très-vives et très-fougueuses.

2.° *Le mélancolique*. Les personnes de ce tempérament sont, en général, grandes, maigres, tristes; leur pouls est lent, profond, inégal; leur visage est alongé; les yeux creux, langoureux; le regard quelquefois farouche : elles ont ordinairement beaucoup d'esprit, de l'éloquence, de l'exaltation dans les idées; elles sont peu faites en général pour l'amour physique, et cependant sont sujettes à des maladies longues et cruelles, lorsqu'elles restent célibataires.

3.° *Le sanguin.* Il est de tous le plus heureux; sa vue seule inspire le plaisir; habitude fleurie, embonpoint modéré, veines prononcées. Les sanguins sont gracieux, gais, sensibles, spirituels; ils aiment avec délicatesse, sans avoir une soif ardente des jouissances; leur bonheur est de plaire à tout ce qu'ils trouvent aimable, sans trop se fixer à ce qu'ils ont aimé; aussi la coquetterie, l'étourderie paraît leur appartenir; le célibat est dangereux pour eux; l'abus des plaisirs leur est très-funeste et très-fréquent : ce tempérament est généralement celui des femmes; c'est celui qui favorise le mieux leur beauté.

4.° *Le phlegmatique* ou *lymphatique.* Peau molle, grasse, lisse, polie, blanche; cheveux blonds, lèvres pâles, décolorées, grands yeux bleus, languissans, sans expression; caractère doux, affable; peu d'énergie physique ou morale, peu d'ardeur pour les plaisirs de l'amour; penchans doux et tranquilles qui garantissent des dangers qui suivent la privation et qui n'exposent jamais à des abus.

Le système nerveux, considéré comme siége de la sensibilité, et plus généralement de la susceptibilité, peut dominer plus ou moins dans les différens tempéramens que nous venons de nommer; il en résulte une susceptibilité très-faible, modérée ou excessive (1). La susceptibilité excessive, jointe à une constitution caractérisée par l'excès du système lymphatique (tempérament lymphatique), se rencontre dans un grand nombre de femmes, surtout des habi-

(1) Mémoire sur la distinction des tempéramens, par le Professeur *Hallé*, troisième volume des Mémoires de la Société médicale d'Émulation.

tantes des villes : une grande vivacité dans les sensations ; une promptitude extrême dans les jugemens; des déterminations précipitées, mais peu constantes ; une imagination vive, mais mobile ; des volontés absolues, mais changeantes, carastérisent les enfans et les femmes que l'on appelle nerveuses. Les femmes de ce tempérament ont une propension modérée aux plaisirs de l'amour; cependant elles en éprouvent des accidens fréquens (1) ; et du travail opiniâtre auquel se livre alors leur imagination, il résulte des maladies convulsives très-violentes et très-variées.

Les tempéramens ne sont pas toujours les mêmes; plusieurs causes peuvent les modifier et les changer même entièrement ; telles sont l'âge, l'éducation, les saisons, les travaux d'esprit et de corps, les passions, la misère et certaines maladies surtout ; la sensibilité varie alors comme eux, et selon sa prédominance, elle laisse plus ou moins d'empire aux impressions du physique sur le moral, ou du moral sur le physique, et conséquemment accroît ou diminue en proportion la disposition aux maladies.

Dangers de la privation.

Cette vertu, qui consiste dans un combat continuel contre ses sens, qui exige le plus de courage et d'efforts, pour laquelle on résiste à toutes les impulsions de son cœur et à tous les désirs d'une imagination exaltée ; celle, enfin, dont le but est la conservation de la virginité, est peut-être, de toutes, la plus difficile à pratiquer. On peut bien, par une attention continuelle, réprimer la fougue d'un caractère pétulant, la violence de la colère, la disposition à l'orgueil ; parce que ces affections sont des modifications du moral, qu'une éducation mal dirigée a quelquefois rendues

(1) *Venus, quibus nervi dolere solent, semper inimica est.*

CELSUS, lib. 1, cap. 2, sect. 6.

habituelles, et qu'il suffit de la réflexion pour en faire connaître le désavantage. D'ailleurs l'impression défavorable que ces défauts laissent dans le monde est un puissant motif pour chercher à s'en corriger; parce qu'ils nous font perdre le bien le plus précieux auquel chacun de nous aspire, l'estime et la considération publique. Mais vouloir vaincre la tendance de la nature, qui agit dans tous les instans pour nous faire arriver au but qu'elle se propose; qui prépare, selon ses vues, les organes propres à exécuter ses desseins éternels; qui ne laisse aucun intervalle de repos dans ses opérations, et qui nous entoure de tout ce qui peut concourir à la perfection de ses œuvres, c'est s'imposer une tâche qu'on ne peut raisonnablement se promettre d'achever par le seul secours de la réflexion.

Une jeune fille dont la constitution n'est pas formée peut s'étonner qu'un autre n'ait pas résisté aux passions qui la subjuguent. Effrayée des suites funestes qu'elle envisage, elle peut bien prendre la ferme résolution de se soustraire à un penchant qu'elle croit humiliant pour sa raison; mais quand elle se promet d'acquérir la gloire pénible de le surmonter, elle n'a pas connu la violence des agitations auxquelles elle sera exposée (1). L'amour, dit un célèbre médecin de Louis XIII (2), est le plus dangereux ennemi que puisse avoir la sagesse; parce que, de toutes les passions qui peuvent la troubler, il n'y a que l'amour contre qui il n'y a point de défense.

En effet, les deux sexes ayant reçu du créateur la faculté de se reproduire, cette fonction a été confiée à certains organes qui l'exercent d'une manière non interrompue; et cette faculté ne devant pas dépendre uniquement du caprice des individus, qui sont souvent tentés de sacrifier l'existence de leur postérité à des avantages imaginaires ou du moment, la nature a mis en eux

---

(1) *Chambon*, Maladies des filles, ch. 62.

(2) M. *de la Chambre*, Caractères des passions, chap. 2.

un penchant très-vif et presque irrésistible à la mettre en œuvre. Aussi cet appétit est-il nécessairement lié à l'énergie plus ou moins grande des parties, et à la présence de la semence qu'elles ont préparée, comme la faim dépend de la conformation de l'estomac et de l'irritation qu'il éprouve lorsque le suc gastrique et la salive y affluent. Il n'y a, physiquement parlant, aucun moyen d'éluder cette organisation; et si, par un motif quelconque, on s'y soustrait dans le temps de la veille, elle reprend quelquefois ses droits à la faveur du sommeil : *Itaque, si in pudendis congestâ est seminis copia*, disait l'illustre FERNEL, *ea primò pruritum quemdam et titillationem invehit : hæc deindè sensum, mox verò interiorem sentiendi facultatem movet, non modò vigilantibus, sed et plerumquè dormientibus nobis.* Cette influence des parties de la génération avait fait penser à *Platon* que l'uterus est un animal avide de concevoir, et qui, lorsqu'il n'en a pas les moyens dans la force de la jeunesse, s'indigne, s'irrite, et cause un trouble universel, toujours accompagné du désir de jouir des plaisirs de l'amour.

L'uterus ne produit pas seul les orages qui menacent toute l'organisation ; l'imagination les grossit prodigieusement, ainsi que je le ferai connaître à la fin : souvent même elle les prépare ; mais, dans le premier cas, elle agit sur la femme, en lui faisant entrevoir tous les dangers auxquels elle s'exposerait, si elle s'abandonnait à ses penchans ; la nécessité qu'elle envisage alors d'éloigner de son esprit les idées de plaisir qui l'occupent, ramènent continuellement son attention sur ce même objet ; bientôt elle se livre à des réflexions qui se concentrent de plus en plus; la crainte se joint à leur persévérance; des désirs immodérés surviennent et se fixent sur une image fantastique qui la poursuit par-tout.

Dans cet état de crise, il survient des insomnies cruelles; bientôt les fonctions des viscères languissent, le cœur se ralentit dans ses mouvemens et ne lance plus le sang avec la même activité. Un spasme général produit la contraction de tous les vaisseaux capillaires, les poumons se gorgent de sang; ce qui produit des soupirs fréquens, des palpitations, des suffocations et le sentiment continuel d'un poids qui comprime la poitrine. Les forces, qui devraient être reparties dans tous les organes, paraissent alors se concentrer toutes dans le cerveau, pour servir d'aliment aux méditations de la malade, qui n'est heureuse que lorsqu'elle s'y abandonne exclusivement. Dans ce dessein, elle fuit ses sociétés, ses amis, et tout ce qui pouvait auparavant lui plaire ou la charmer; elle ne se plait que dans la solitude et le silence, où, toute entière à elle-même, elle peut se livrer sans obstacle à ses idées favorites : enfin elle ne mange presque plus, digère très-peu; ses excrétions s'altèrent, la fièvre hectique survient, et la mort devient presque inévitable (1).

L'uterus, de son côté, porte le trouble dans tout le bas-ventre. Doué d'une sensibilité extrême, par un grand nombre de nerfs que lui fournit le grand sympathique, irrité par le séjour prolongé d'un fluide fortement odorant et que le temps y a accumulé, épaissi et altéré, il réunit en lui seul l'énergie vitale de toutes les parties de l'abdomen : le ton des vaisseaux se perd; les menstrues fluent en moindre quantité; elles sont chaudes, âcres et irritantes; les parties de la génération sont tuméfiées; il y existe un sentiment de démangeaison, avec chatouillement; le sang des veines abdominales circule lentement; il s'épaissit dans son cours languissant; les viscères qu'il pénètre se gorgent de ce fluide; et si cet état persiste, il survient des pâles couleurs, des flueurs blanches et des maladies incurables, telles que des squirres, des cancers de la matrice et

---

(1) *Hinc jacet exhaustis oppressus viribus æger,*
Deficit aut languet, maciatis, functio quæque,
Visceribus; totum tabescit corpus, et omnes
Ignibus occultis febris depascitur artus.

GEOFFROY, Poëme de l'Hygiène, vers 290.

des mamelles, l'hydropisie des ovaires, de l'uterus et de la plupart des viscères abdominaux.

Les nerfs qui se distribuent à l'uterus, irrités aussi par la présence du fluide séminal, communiquent un ébranlement général: alors surviennent des violens maux de tête, des tiraillemens du cuir chevelu; les seins sont volumineux, durs, et les mamelons sont agacés par des chatouillemens spontanées; enfin, si rien n'est mis en usage pour modérer cette tension générale, il peut en résulter des spasmes, des convulsions, des suffocations, des étranglemens, des crampes violentes et très-douloureuses de l'estomac, des intestins, de l'œsophage; la fureur utérine, l'hystérie, le tétanos, l'épilepsie, la manie, etc.

Non solùm in animum impetum facit amor; verùm et in corpus sæpenumerò tyrannidem exercet, vigiliis, curis, macie, dolore, habitudine, et mille affectibus lethalem noxam inferentisus corpus vexat. PLATON.

Dans l'intervalle de ces nombreuses et terribles affections, il arrive quelquefois que l'évacuation du fluide qui cause l'irritation tend à se faire. Les organes de la génération, agités alors par des contractions convulsives, évacuent quelquefois, avec une sorte d'explosion, cette matière séminale qui sort en abondance et très-épaisse. Mais si les parties qui la contiennent ne peuvent parvenir à l'expulser, le spasme, devenu universel, détermine un désordre général dans les fonctions; tout mouvement, toute action paraît suspendue; et on a vu des femmes mourir dans cette crise funeste.

On voit que la semence, par sa stagnation, produit les effets les plus nuisibles, et, selon *Galien*, véritablement vénéneux. L'haleine des animaux auxquels le coït est interdit, est souvent pernicieuse à ceux qui s'en approchent; et c'est une chose certaine, dit M. *Lorry*, que si des personnes de l'un ou de l'autre sexe gardent une exacte continence, elles se trouvent couvertes de pustules nombreuses, dont la matière est chassée vers la peau, par une suite de l'engorgement des glandes. La semence, dit M. *Chambon*, paraît avoir une qualité dissolvante et putréfiante; la chair des animaux qui meurent étant en chaleur se corrompt plus aisément qu'en tout autre temps. *Willis* dit qu'une personne atteinte d'une passion vive ressemble à un charbon ardent; que sa chair, ses viscères, ses os, sont comme si le feu les eût frappés, et qu'ils se corrompent avec bien plus de promptitude. C'est aussi ce qui a fait dire à l'illustre *Baglivi* que, toutes choses égales d'ailleurs, les maladies des gens qui s'abstiennent de l'amour sont plus violentes; que, dans les maladies en général, un dérangement dans la secrétion de la semence rend les accès plus violens, et qu'une évacuation copieuse de cette humeur fait au contraire changer le mauvais caractère de cette maladie, chez les individus trop continens.

L'appétit vénérien, selon M. *Bosquillon* (1), cause fréquemment l'hystérie; souvent même elle n'est qu'un excès de salacité : car il n'est pas rare que l'accès se dissipe par l'évacuation d'une certaine humidité hors du vagin; et l'on a quelquefois terminé l'accès en excitant cette secrétion : ce qui prouve que les femmes sont alors dans un orgasme vénérien.

Je connais à Paris une jeune personne de dix-huit ans, très-nerveuse et d'une constitution très-délicate, qui, pendant les six mois qui précédèrent son mariage, ne pouvait regarder un jeune homme sans devenir sur-le-champ d'une pâleur extrême, qu'accompagnait un léger frisson. La mère de cette demoiselle ajoutait, en me rapportant ce fait qui l'étonnait beaucoup, que si, par la présence d'un jeune homme, cet état persistait quelques minutes, sa fille éprouvait ordinairement les maux de tête les plus violens.

J'ai été témoin, à l'hôpital Saint-Louis, de plusieurs accès d'hystéricisme produits par la continence; et entre autres, de celui d'une

(1) Méd. prat. de *Cullen*, notes de l'art. *Hystérie*, chap. 13.

fille de service de 18 ans, qui fut accompagné des symptômes les plus variés, tels que des cris, des pleurs, des ris éclatans et immodérés, des légers accès épileptiques. Cet accès avait déjà duré dix heures, et M. *Alibert* n'avait pu le faire cesser par aucun moyen, lorsqu'il se termina par la seule présence de l'objet aimé dont cette fille était séparée depuis quelques jours. Elle avoua qu'elle venait d'éprouver une sensation voluptueuse, d'une perfection rare.

Une jeune fille à la fleur de l'âge éprouvait alternativement des maux de tête, des distensions et des douleurs fort vives à l'abdomen. Elle restait quelquefois sans mouvement et sans connaissance; tout son corps était affecté de roideur tétanique : d'autrefois le spasme n'affectait que les bras, les mains et les pieds, ou bien elle éprouvait des convulsions générales ou partielles; ses membres s'agitaient de côté et d'autre; le dos s'arquait en voûte, de manière que les pieds touchaient presque la tête. Elle se maria à un jeune homme et guérit radicalement (1).

Hoffmann rapporte plusieurs exemples d'hypocondriacisme, suite de l'inquiétude continuelle qui suit les violens désirs. Il cite, entre autres, celui d'une fille de vingt-deux ans, d'une constitution délicate, qui tomba dans un affaissement extrême. L'hypocondre gauche se gonfla. Cet état était accompagné de difficultés de respirer et de douleurs vives de la région épigastrique. Il lui était impossible de rester couchée sur le même côté, parce que les douleurs s'augmentaient au point d'être intolérables. A ces accidens succédèrent des affections spasmodiques, dont les accès étaient très-fréquens. Des sueurs nocturnes et un dévoiement opiniâtre augmentèrent sa faiblesse. Elle était presque mourante, lorsque *Hoffmann*, consulté, découvrit la cause de sa maladie et lui prescrivit un traitement que la circonstance exigeait.

---

(1) *D. J. Semidius*, Observ. 72.

La fureur utérine est un des effets les plus terribles de la continence; parce que l'épilepsie, la manie ou la démence, sont le résultat de ses accès violens, ou trop souvent réitérés; le trouble du cerveau est si grand, qu'il entraîne toujours après lui des affections dangereuses, apporte un changement sensible dans les facultés intellectuelles, et précipite dans les excès d'une luxure qui n'est modérée par aucun frein, parce qu'elle naît du désespoir.

J'ai vu une fille de 24 ans, d'une belle stature et d'une figure agréable, qui, après un accès de fureur utérine, tourmentée par les reproches qu'elle essuyait sur un malheur qu'elle n'avait pas pu prévenir, accablée de l'aversion de ses parens, abandonna sa famille et devint errante pendant dix-huit mois, se livrant au premier homme qu'elle rencontrait. Epuisée par les suites de cette conduite, elle retourna chez son père. On la traita alors moins durement; mais elle restait toujours cachée. Sa santé se rétablit. Dans l'espace de six mois, elle fut une seconde fois attaquée de la même maladie. Elle suivit un régiment d'infanterie qui passait dans sa province, et mourut, en arrivant à la garnison, des fatigues qu'elle avait supportées par l'excès de ses jouissances (1).

Tulpius fait mention d'une catalepsie, et *Manget*, d'un délire frénétique qui succédèrent à l'érotomanie.

Quelle fureur dans ceux que la continence et la santé poursuivent! C'est peu pour cette fille timide et modeste d'avoir perdu toute honte et toute pudeur; elle ne regarde plus l'inceste que comme une femme galante regarde l'adultère. Si ses besoins ne trouvent pas de prompts soulagemens, ils ne se borneront pas aux simples accidens d'une passion utérine, de la manie, etc.; elle mourra d'un mal dont il y a tant de médecins (2).

---

(1) *Chambon*, Maladies des filles, chap. 55.

(2) *De la Mettrie*, Homme machine, p. 29 de l'édit. in-12.

On voit des filles qui, s'étant trop livrées pendant quelque temps au désordre d'une vie voluptueuse, sont tout d'un coup attaquées des affections qui sont la suite de la continence; ce qui arrive lorsqu'une retraite forcée les tient éloignées des occasions qui favorisaient leur fatal penchant.

Lorsque j'étais à l'hôpital Saint-Louis, une fille de service, âgée de 30 ans, après plusieurs attaques de fureur utérine, à la suite des privations occasionnées par la perte d'un amant adoré, fut saisie d'accès épileptiques qui se renouvelaient tous les mois, vers l'époque de sa menstruation. Ces accès étaient toujours précédés d'un état maniaque, pendant lequel elle provoquait tous les hommes qui se présentaient à elle, en désignant par les deux mains, fortement appuyées sur le pubis, quelle était la partie qu'il fallait soulager. Affligée de cette maladie depuis 7 à 8 ans, on a mis en usage toutes les ressources de la médecine, sans aucun succès.

Cette fille habite encore ce même hôpital, et se fait remarquer par des mœurs irréprochables, une intelligence et une douceur pour les malades, qui la font conserver malgré son indécente maladie.

Une femme de 26 ans, d'un tempérament ardent, qui a vécu dans une sorte de débauche que l'usage décore actuellement d'un nom plus honnête, éprouve des accès de fureur utérine et d'hystéricisme en même temps. Quand ses désirs ne sont pas complètement atisfaits, les symptômes de l'une et l'autre maladie se réunissent ensemble. C'est un spectacle douloureux, de voir une femme en convulsions, ne pouvant presque pas respirer, le ventre tendu et dur, chaque région éprouvant à son tour cette gêne inconcevable, et le cerveau agité par des idées fantastiques, la plupart étant des sujets d'épouvante et d'horreur. Je l'ai vue le corps couvert de contusions qu'elle s'était faites dans les convulsions; quelquefois sa bouche se couvre d'écume, ses yeux se renversent: cet état se termine ordinairement par une évacuation de semence, soit qu'elle ait lieu naturellement, soit qu'elle soit aidée par une femme qui est au service de la malade, et qui sait qu'on ne peut terminer autrement ces violens paroxismes (1).

Zanaras (2) cite l'exemple d'Eusébie, femme de l'empereur Constance, qui tomba dans une langueur mortelle, la fureur utérine et la mort des désirs violens et soutenus n'ayant pu être appaisés par son époux froid, faible et cacochyme.

Il n'est pas rare de trouver des jeunes veuves qui, privées, par la mort, d'un mari fort et vigoureux qui leur avait fait acquérir l'habitude des plaisirs, éprouvent des regrets amers, que ces délicieux souvenirs occasionnent, et tombent dans des troubles, des agitations, des maladies nerveuses, et dans toutes celles qui suivent l'extrême continence.

Dùm montis Pessulani eram, mulier valens quadragesimum ætatis suæ annum complens, exiguo post tempore vidua : quæ anteà cùm viri concubitu gauderet, hoc omninò post obitum ejus fuerit privata, incidit tam violenter in affectu hysterico, ut deficere viderentur actiones sensuum, cùm nullum remedium in eâ accessus tolerare potuerat, nisi titillatio partium genitalium (veluti per coitum usu venire solet) : indè agitabatur toto corpore, et à copiosâ pollutione seminis evacuabatur ; quo facto, libera est mulier à molestiâ suâ (3).

Lanzoni fait mention d'une jeune veuve d'un tempérament très-ardent, qui fut attaquée d'épilepsie, après la mort de son époux ; elle ne trouva sa guérison que dans les bras d'un second mari.

Les anatomistes viennent à l'appui de ce qui a été dit. *Riolan* disséqua une fille âgée de 30 ans, et, par l'inspection des ovaires, il ne balança en aucune façon pour assurer que la mort de cette fille était une suite du célibat dans lequel elle avait vécu.

(1) *Chambon*, chap. 56.
(2) Annales, p. 23, tom. 3.
(3) *Tissot*, Onanisme, art. 4.

Morgagni a vu des tubercules, des ulcères de l'uterus, des engorgemens dans les ovaires, des trompes en suppuration, qui paraissaient être la suite de la continence. On lit dans les *Ephémérides des curieux de la nature* qu'on trouva quatre excroissances creuses, sur la surface de la matrice, adhérentes au viscère par un pédicule étroit : un des ovaires était une petite poche qui, au moment de l'incision, lança une matière noirâtre, gélatineuse. La femme qui fait le sujet de cet examen avait été sujette aux affections hystériques: elle avait même eu des accès modérés de fureur utérine ; accident, ajoute *Helwich*, historien de ces faits, qui s'étaient manifestés après l'absence de son mari, dont elle était éloignée depuis huit ans. Le Professeur *Lassus* (1) a observé que l'hydropisie de l'ovaire venait quelquefois du célibat; que des amas d'hydatides dans la cavité de l'uterus ou des moles vésiculaires peuvent avoir la même cause (2); qu'un tempérament mélancolique peut produire un cancer (3).

Vallesius pense que les pierres de l'uterus (4) se forment de préférence chez les femmes qui ne jouissent pas des plaisirs du mariage, comme les religieuses, les veuves, etc. L'inertie dans laquelle resterait l'uterus favoriserait sans doute la glutination des liquides épanchés dans sa capacité, et dont les principes seraient trop rapprochés, faute de secrétion assez abondante du mucus des lacunes.

Les désirs violens se manifestent souvent à l'époque de la cessation des règles; ces désirs, que la réflexion repousse quelquefois longtemps, mais dont l'empire est fréquemment au-dessus de la raison dans les sujets d'une constitution vigoureuse, et surtout dans les femmes qui ont été modérées dans leurs jouissances, ramènent tous les chagrins et les dangers d'un amour d'autant plus malheureux

(1) Pathol. chirurg., vol. 1, p. 283.
(2) *Idem*, p. 287.
(3) *Idem*, p. 441.
(4) Maladies chroniques de *Chambon*, vol. 2, chap. 22.

qu'on cherche en vain les moyens de le dissiper. Si alors, par une résistance continuelle, on refuse de s'abandonner à ce penchant, on est puni quelquefois de son indocilité par une foule de maux inévitables, et qui ne le cèdent en rien à ceux que la continence amène dans la jeunesse.

Le désordre moral à la suite de la continence peut produire les événemens les plus malheureux : il n'est que trop fréquent de voir des jeunes filles se précipiter dans des puits, dans des fleuves; s'élancer d'une croisée élevée, ou terminer leurs jours par le fer, le poison, etc.

Une demoiselle s'était pendue parce que son amant avait refusé de l'épouser. Son corps ayant été ouvert, et toutes les parties examinées avec la plus grande attention, on a trouvé dans l'ovaire droit des déchirures pareilles à celles qu'on aurait faites en ouvrant cette partie avec la main; elles étaient encore sanglantes, et la tunique extérieure de l'ovaire était séparée d'une manière sensible, de son corps (1).

D'après les faits assez nombreux que je viens de citer à l'appui de mon sujet, on voit que la femme est un être dont la vie n'est qu'une suite de contrariétés physiques et morales. Si elle est d'une organisation faible, la plus petite cause produit en elle des maladies, et les plaisirs des sens sont très-peu développés, ou n'existent pas dans le temps même qu'il lui serait permis de s'y abandonner sans contrainte. Si elle est vigoureuse, la nature lui explique ses desseins immuables, en l'agitant par des désirs immodérés, auxquels elle ne résiste pas sans s'exposer à des maladies terribles et à la mort. Si enfin, subjuguée par l'empire de ses sens, sa raison s'égare un instant, elle en est punie par l'ignominie et le mépris dont on ne craint pas de l'accabler; comme si elle avait présidé à sa formation, et que sa constitution eût été de son choix; comme si elle avait

---

(1) Traduit, par M. *Andry*, d'un manuscrit de feu *A. N. R. Sanchès*, Encycl., art. *Affections de l'ame*.

pu déranger l'ordre de ses secrétions, et arrêter dans son action une force indépendante et insurmontable, qui la préparait sans son aveu à un but inévitable.

Dangers de l'abus.

Je viens de présenter en raccourci le tableau des maux qui menacent ou affligent les victimes de la sagesse ou de la raison. On les a vues résister, avec un courage long et soutenu, au penchant le plus nécessaire et le plus invincible, et finir par succomber sous les efforts de ses impulsions redoublées. A quoi tient donc cette vertu, si le délire d'un moment suffit pour l'anéantir, et si fréquemment le désordre le plus effrené la remplace tout d'un coup ? Cette fille timide qu'un regard faisait rougir, qu'une expression un peu libre effarouchait, n'est plus qu'une Méssaline, qui, dans le désordre de son imagination, se jette avec fureur dans les bras de quelque homme que ce soit, disposé à assouvir ses insátiables désirs de jouissances. Mais des nouvelles affections plus effrayantes, et bien plus incurables que celles dont je viens de parler, l'attendent encore dans les abus auxquels elle va se livrer ; et nous allons voir que de toutes les causes qui peuvent abréger la vie, il n'en est aucune qui réunisse en aussi grand nombre tous les maux qui tendent à la détruire.

L'importance du fluide séminal pour entretenir une santé vigoureuse, annonce qu'il est toujours nécessaire qu'une partie de cette liqueur précieuse soit repompée dans la masse du sang après qu'elle a atteint toute sa perfection : rien ne peut la remplacer en nous, et beaucoup de médecins ont cru que la perte d'une once de ce fluide affaiblissait plus que celle de quarante onces de sang. Il faut donc nécessairement l'admettre comme une liqueur qui, lorsqu'elle n'est pas trop abondante, communique de la force à toutes les parties, et leur rend une nouvelle énergie lorsqu'elles se sont affaiblies.

Les changemens qui s'opèrent en nous à l'âge de la puberté, et qu'on ne remarque pas dans les eunuques, en sont une preuve incontestable. Ce n'est pas souvent la seule perte de ce fluide qui peut nuire à la santé dans l'usage de l'amour physique, c'est encore l'irritation violente qu'il occasionne dans les nerfs, et la perte considérable que cet exercice trop souvent répété peut causer dans la transpiration insensible qui doit concourir à l'affaiblissement.

L'abus du physique de l'amour cause en général des ravages moins fréquens chez les femmes que chez les hommes. La raison qu'on en donne, est que le fluide séminal, qui, chez elles, n'est qu'une excrétion des glandes qui tapissent les organes génitaux, n'est pas aussi précieux, et que sa perte ne les affaiblit pas aussi promptement. Il n'est pas douteux en effet que, pour produire des symptômes aussi désastreux, les excès chez elles doivent être plus répétés; quelques-unes ont même des tempéramens si ardens, que la jouissance doit être excessive pour qu'il y ait des suites funestes à redouter. Ces sortes de femmes ont des plaisirs qui ne portent leur influence que sur leurs organes physiques; leur esprit est alors ordinairement borné, parce que l'uterus est chez elles un centre d'action qui absorbe l'énergie des autres organes : telles sont la plupart de ces filles jetées, par l'indigence ou leur libertinage, dans l'état malheureux de courtisanes; elles seraient bientôt victimes des fatigues attachées à leur sort, si elles ne jouissaient de cette prérogative, malgré laquelle elles pourraient succomber néanmoins, si elles n'éloignaient le plaisir dans beaucoup de circonstances où il se présente.

Mais si les femmes, malgré l'avantage dont elles jouissent sous ce rapport, se livrent à des excès qui l'emportent sur leurs facultés physiques, ou s'il existe en elles une prédominance plus ou moins marquée de leur système nerveux, elles deviennent victimes d'affections plus nombreuses que celles qui peuvent accabler les hommes : car alors, tourmentées des mêmes affections que ces derniers, elles sont exposées en outre, par la différence de leur conformation physique et par la plus grande sensibilité de leur système nerveux, à des spasmes, des convulsions, des attaques d'hystérie, des jau-

4

nisses; à des pertes blanches, dont l'âcreté est une source continuelle des douleurs les plus cuisantes; à toutes les maladies de la matrice, comme des inflammations, des ulcères, des cancers, des chutes de cet organe; aux affections les plus variées du vagin, des trompes, des ovaires, et enfin à la fureur utérine, qui, leur enlevant à-la-fois la pudeur et la raison, les met au niveau des brutes les plus lascives, jusqu'à ce qu'une mort désespérée les arrache aux douleurs et à l'infamie.

Le premier pas qu'une femme fait dans la carrière de la volupté est accompagné ordinairement de douleurs assez vives, produites par l'effort qu'il a fallu employer pour surmonter l'obstacle que la membrane hymen ou une heureuse conformation opposait à ses transports. Cette première irritation, dont les suites ne sont jamais dangereuses, à moins qu'il n'y ait un déchirement considérable, peut cependant le devenir par un défaut de prudence, ou par des excès rapprochés de jouissance : alors, ainsi que chez les femmes qui, par un tempérament sec et bilieux, ont le vagin peu humecté par l'excrétion muqueuse des glandes de cet organe, il peut survenir une inflammation vive qui, affectant tout le vagin, se propage le long du canal de l'urètre et jusqu'au col de la vessie; y produise des obstacles à l'évacuation de l'urine, et quelquefois sa suppression totale. Cette inflammation, dont on préviendra facilement l'état chronique chez les jeunes personnes, peut prendre cette terminaison dans celles d'un certain âge, et entraîner les accidens les plus graves.

Les femmes qui se sont long-temps livrées aux plaisirs de l'amour ont en général le col de l'uterus plus bas qu'il ne l'est ordinairement. Dans cet état, il arrive quelquefois que la verge frappant son orifice par des impulsions plus ou moins fortes, lui fait éprouver des douleurs qui deviennent de plus en plus insoutenables: alors ce viscère s'engorge, s'enflamme, et peut devenir le siége d'ulcères et de carcinomes effrayans.

On a vu le racornissement du vagin succéder aussi à des excès.

Cet organe, desséché par des frottemens répétés, est alors affecté d'une insensibilité et d'un endurcissement sans inconvéniens d'abord, mais qui, par la suite, occasionnent des ulcères d'autant plus difficiles à guérir, que cette partie a presque perdu son organisation: ces ulcères peuvent s'étendre dans toute la substance endurcie, et la détruire par la suppuration. Les injections astringentes favorisent beaucoup aussi ce racornissement, qui, à la vérité, n'a pas toujours les suites funestes dont nous venons de parler, mais qui est au moins un obstacle de plus à l'accouchement, parce que le vagin n'est plus susceptible, dans ce cas, de la dilatation nécessaire pour livrer un passage suffisant à la sortie de l'enfant.

La stérilité est une suite fréquente des abus du coït; soit parce que la fréquence de cet acte ne laisse pas à la semence le temps d'acquérir les propriétés nécessaires à son usage; soit parce que l'uterus, habitué à des contractions trop répétées, ne permet pas à l'œuf d'adhérer à ses parois; soit enfin parce que le spasme des parties de la génération étant trop souvent renouvelé, anéantit le canal des trompes, et interrompt toute communication entre l'uterus et les ovaires.

Dans le premier et le deuxième cas, la stérilité n'est que momentanée, et cesse avec la cause qui l'a produite; dans le troisième, elle est absolument incurable. Les deux faits suivans en sont, je crois, la preuve.

Deux époux se fatiguaient inutilement par des consommations extrêmes, dans le dessein de se procurer un fils. Excités par un présent considérable qu'avaient promis les parens de l'épouse si elle leur annonçait dans un temps donné qu'elle serait bientôt mère, les exploits amoureux étaient devenus pour eux un objet de calcul qui les occupait sans relâche. Désespérés du peu de succès de leurs efforts multipliés, le mari croyait sa femme stérile, lorsque, suivant un conseil sage, il fit une absence de douze jours. Au bout de ce temps, leurs forces furent réparées, et ils réussirent en peu de jours à ce qu'ils avaient entrepris en vain pendant plusieurs mois (1).

J'ai ouvert à l'hôpital Saint-Louis le cadavre d'une femme de 48 ans, courtisane depuis sa jeunesse, très-grasse à son entrée dans l'hôpital, et morte d'un cancer au sein. Après avoir examiné avec attention les parties de la génération, sans y trouver rien de remarquable, je voulus faire pénétrer un fil de laiton très-fin le long du canal des trompes, pour voir si les jouissances de cette femme n'y avaient produit aucun changement ; mais il me fut impossible d'y réussir. Ayant alors divisé les deux trompes dans leur longueur, j'aperçus des deux côtés un petit ligament blanchâtre qui remplaçait le canal, et qui, à un pouce de l'uterus, se dilatait dans son milieu pour donner naissance au canal, qui se continuait ensuite jusqu'à l'extrémité des trompes. Toute communication entre l'uterus et les ovaires se trouvait donc anéantie ; et cependant cette femme avait une fille de 30 ans, courtisane ainsi que sa mère, qu'elle venait visiter souvent ; preuve évidente que cette conformation n'était pas un vice de naissance. J'ai remarqué aussi que cette femme était très-grasse. Cet embonpoint ne serait-il pas l'effet de l'obturation des trompes ? Les ovaires étant réduits alors à un état de nullité complète, n'en résulterait-il pas cette disposition à la polysarcie, qui caractérise les animaux dont on a extirpé les ovaires ou les testicules, pour leur faire acquérir plus de délicatesse pour nos tables ? C'est au moins une idée qu'il est permis, je crois, de hasarder, en voyant l'embonpoint extrême de ces femmes odieuses et méprisées qui, flétries par le débauche, et n'inspirant plus que le dégoût, sont réduites à vivre du produit de la prostitution des jeunes courtisanes dont elles font chez elles un trafic infâme.

L'épuisement est la suite la plus fréquente et la plus dangereuse des excès vénériens. Souvent on atteint son plus haut degré avant de s'en être aperçu, ou au moins avant d'avoir connu sa cause et ses dangers. Les facultés animales et organiques, anéanties par degrés, finissent par ne plus laisser de sensations, que celles qu'on

(1) M. *de Lignac*, l'homme et la femme, art. *Stérilité*.

excite encore par l'habitude des plaisirs au milieu desquels on va succomber.

Arrétée dit que les jeunes gens qui se livrent trop aux plaisirs de l'amour prennent l'air et les infirmités des vieillards; deviennent pâles, efféminés, engourdis, lâches et stupides; leur corps se courbe, leurs jambes ne peuvent plus les porter; ils ont un dégoût général, sont inhabiles en tout, et plusieurs tombent dans la paralysie (1).

Le coït, dit M. *de Haller*, est une action très-violente, qui est très-voisine de la convulsion, et qui par-là même affaiblit étonnamment et nuit à tout le système nerveux. M. *Senac* attribue positivement aux nerfs les faiblesses qui suivent le coït : c'est, dit-il, l'action des nerfs qui se mettent alors en jeu. Cela est confirmé par l'abattement ou par la syncope qui suivent l'effusion du sperme; car ce n'est qu'aux nerfs qu'on peut imputer cette défaillance.

Lomnius, dans ses *Commentaires sur les passages de* CELSE, attribue toutes les maladies qui suivent les excès vénériens à la déperdition abondante de semence; et, sur ce sujet, il appuie son auteur par ses propres observations. Les émissions fréquentes de semence, dit-il, relâchent, dessèchent, affaiblissent, énervent et produisent une foule de maux, des apoplexies, des léthargies, des épilepsies, des assoupissemens, des pertes de vue, des tremblemens, des paralysies, des spasmes, et toutes les espèces de gouttes les plus douloureuses.

En considérant les effets de ces deux causes, l'irritation des nerfs et l'évacuation de la semence, il ne paraîtra pas étonnant de voir survenir à leur suite un nombre effrayant de maladies aiguës ou chroniques, à la tête desquelles on peut placer la dépravation des digestions, l'affaiblissement du cerveau et du genre nerveux, le dérangement de la transpiration; trois genres d'affections qui paraissent peu importantes d'abord, et qui néanmoins peuvent donner

---

(1) Sur un sujet à-peu-près semblable, voyez les tableaux effrayans que *Tissot* a réunis en grand nombre dans son Onanisme.

naissance à beaucoup de maladies aiguës, et presque à toutes les maladies chroniques.

Hippocrate a décrit les maux produits par l'abus du plaisir de l'amour, sous le nom de *consomption dorsale*. Cette maladie provient, selon lui, de la moelle de l'épine : c'est, dit-il, une maladie fréquente chez les nouveaux mariés et les libertins ; ils tombent malades sans s'en apercevoir. Ils conservent l'appétit, mais leur corps se consume ; si on les interroge, ils répondent qu'ils sentent comme des fourmis qui descendent de la tête le long de l'épine : en urinant ou en allant à la selle, ils rendent beaucoup de semence liquide. Quoiqu'ils voient des femmes, ils n'engendrent pas ; ils perdent la semence dans le lit, qu'ils aient des songes lascifs ou non ; ils la perdent à cheval, en marchant de toutes manières ; enfin ils tombent dans des difficultés de respirer, dans un grand état de faiblesse, avec des pesanteurs de tête et un bourdonnement des oreilles : une fièvre aiguë termine ordinairement leurs jours (1).

La fille du propriétaire d'une maison que j'ai habitée à Paris éprouvait tous les symptômes de cette terrible maladie, à la suite de jouissances prodigieusement répétées. Sa colonne vertébrale s'était presque courbée en demi-cercle ; elle ne pouvait plus se soutenir. Obligée de garder le lit, elle sommeillait continuellement, quoique tourmentée alors par des songes qui, de son aveu même, retraçaient sans cesse à son esprit les idées les plus lascives, toujours suivies d'une perte involontaire de fluide séminal. Elle éprouvait dans sa colonne vertébrale une sensation désagréable, comme si des fourmis allaient (selon son expression) s'approvisionner dans son dos : cet état s'était compliqué d'une phthisie pulmonaire, à laquelle sa conformation physique la disposait. Elle mourut malgré les soins de M. *Bosquillon*, en désirant toujours auprès d'elle quelques-uns des jeunes gens de sa maison qui n'avaient pas peu contribué à ces accidens.

---

(1) Traduction nouvelle d'*Hippocrate*, par *Gardeil*, p. 234.

Sanctorius n'ignorait pas que l'abus des plaisirs de Vénus exposait aux plus grands dangers : ces excès, dit-il, affaiblissent l'estomac, ruinent les digestions, empêchent l'insensible transpiration, dont les dérangemens ont des suites si fâcheuses, produisent des chaleurs de foie et des reins, disposent au calcul, diminuent la chaleur naturelle, et entraînent ordinairement la perte ou l'affaiblissement de la vue.

Dans l'ardeur vénérienne, tous les nerfs sont quelquefois affectés jusqu'à la mort. *Boerrhaave* a vu une femme qui, à chaque coït, tombait en syncope. *Van-Swieten* a été témoin d'un accès d'épilepsie survenu la nuit même des noces: *Hoffmann* connaissait une femme très-lubrique qui avait le plus souvent un accès d'épilepsie après chaque acte vénérien. *Chesnau* a vu deux jeunes mariés qui, dès la première semaine de leurs noces, furent saisis d'une violente fièvre continue, avec une rougeur et un gonflement considérables du visage; l'un des deux avait une violente douleur au sacrum. Ils périrent l'un et l'autre au bout de peu de jours. *Tissot* dit qu'une fille âgée de 23 ans défia à Montpellier six dragons, passa une nuit avec eux et expira le soir. Selon le Professeur *Lassus* (1), l'irritation du système nerveux par l'acte vénérien, exercé avec excès ou sans nécessité, produit des rhumatismes dangereux, aigus ou chroniques. La pierre vésicale peut être produite par l'abus des plaisirs vénériens (2). Il n'y a pas de moyen plus sûr pour attraper la goutte que de se livrer trop au plaisir de l'amour : les praticiens ont toujours trouvé que, sur cent goutteux, quatre-vingt-dix l'avaient acquise par l'abus de Vénus, et ce sont ceux-là qui ont fait penser que la goutte était incurable (3). *Blancard* a vu des gonorrhées simples, des consomptions, des hy-

---

(1) *Lassus*, premier vol. de Pathologie, p. 230.

(2) *Idem*, Opérat. vol. 1, p. 304.

(3) *Coste*, Traité pratique de la goutte, chap. 4.

dropisies qui dépendaient d'excès vénériens (1). *Muys* attribua à des causes semblables une gangrène spontanée du pied (2), etc.

Les femmes d'un certain âge sont facilement épuisées par les plaisirs de l'amour; leurs organes flétris exigent un grand effort au physique et au moral pour se monter au degré de vigueur nécessaire à cet acte : il en résulte, quelquefois même après un seul, des engourdissemens dans tous les membres, des tremblemens, du trouble dans le cerveau, l'augmentation des douleurs de goutte, si elles en sont tourmentées, leur déclaration, si elles n'en ont pas; enfin la plupart des affections qui suivent l'épuisement : elles doivent alors renoncer sans délai à ces plaisirs, si elles ne veulent terminer rapidement une vie qu'elles pourraient prolonger encore long-temps.

C'est souvent à l'époque de la cessation des règles que surviennent les maladies les plus graves chez les femmes trop adonnées à la volupté : telles sont les hémorrhagies excessives qui, amenant l'épuisement, laissent, jusqu'à la mort, dans un état de langueur continuelle et incurable; telles sont aussi des inflammations chroniques, des tumeurs fibreuses, des polypes, etc., de l'uterus; des squirres et des cancers de cet organe et des mamelles; des altérations dans les ovaires, les trompes, etc.

La mort peut être aussi le résultat d'un coït même modéré, lorsqu'on s'y livre à la suite de maladies graves; il en existe plusieurs exemples. *Pline* et *Montaigne* citent des exemples de personnes qui se portaient bien en apparence, et qui, dès les premières nuits de leurs noces, trouvèrent la mort dans la source de la vie.

A ces différentes citations tirées d'écrivains célèbres, joignons deux observations de l'illustre *Morgagni* (3). Ayant ouvert quatre

(1) Instit. méd., part. II.
(2) Prax. chirurg., observ. 4.
(3) Epist. 45.

cadavres de femmes mortes après des accès hystériques dont les ovaires étaient plus ou moins altérés et remplis, ainsi que la trompe, d'un fluide de différentes couleurs et de densité variée. Il trouva, dans le premier, venant d'une femme qui avait mené une vie très-débauchée : 1.° à la face postérieure du fond de l'uterus, un petit globe attaché par un court pédoncule, de la couleur, de la grandeur et de la forme d'une cerise mal mûre; 2.° un pareil globe dans l'épaisseur des parois de l'uterus; 3.° inflammation superficielle du col de cet organe; 4.° mucosité blanchâtre renfermée dans les trompes, les cellules de chaque ovaire distendues et pleines de sérosité, ou d'un pus blanc. Le deuxième cadavre appartenait aussi à une fille débauchée. Depuis trois ou quatre mois que ses menstrues étaient supprimées, elle était sujette à des accès d'hystérie; elle devint ensuite maniaque, et mourut dans des convulsions universelles. Il trouva les ovaires durs, blancs, squirreux, de grandeur inégale, appliqués comme par leurs poids à l'uterus. Le fond de la cavité de cet organe était enduit d'un fluide sanguinolent; de petits tubercules semblables à des verrues s'élevaient de cette même surface.

Il est difficile de se former l'idée d'un tableau plus effrayant que celui qui se présente, en voyant dans un cadre étroit la réunion des maladies produites par l'abus de Vénus. Voici les principales : affaiblissement successif de toutes les facultés physiques et morales; un dépérissement général; la perte de l'imagination et de la mémoire; le trouble ou la suspension des fonctions; des maladies longues, dégoûtantes, compliquées de douleurs aiguës, et toujours renaissantes; tous les maux de la vieillesse dans l'âge de la force; la stérilité, l'aversion pour tout, pour la vie même; penchant violent au suicide, phthisie pulmonaire et dorsale, cécité, goutte incurable, cancer des mamelles, pierre vésicale, inflammations cruelles, altérations, désorganisation de la matrice, gangrène; toutes les affections nerveuses les plus cruelles, telles que l'hystérie, la fureur utérine, l'épilepsie, la manie, etc., et une mort affreuse, inévitable, et invoquée comme le terme des souffrances les plus horribles.

Effets de l'imagination.

Principes généraux de traitement.

Les sens agissent sur l'ame, et l'ame réagit sur les sens : de leur influence réciproque et de leur action réunie, les passions tirent leur origine, leur accroissement et leur résultat funeste. De toutes les puissances de l'ame, l'imagination est la plus énergique : ses effets sont terribles; on n'en connaît pas les bornes. Elle est la source du plaisir et du bonheur, lorsqu'elle anime nos organes au degré qui leur convient; mais elle éteint le principe de la vie, et peut faire mourir soudainement l'homme chez lequel elle prend trop d'énergie.

C'est en amour surtout que ses effets sont redoutables, soit que précédant les désirs, elle les fasse éclore, soit que, précédée par eux, elle en soit réveillée et embrasée. C'est elle qui, à l'époque de la puberté, vient nous retracer le canevas des secrets de la nature. Alimentée ensuite par les passions qui se développent, elle agit à son tour sur elles, les fortifie, les exalte, et prépare enfin les penchans que le tempérament décide, et qui, si l'on n'en diminue l'activité, peuvent bouleverser la raison et le cœur.

Une fille parvient rarement à l'âge de puberté sans acquérir bientôt des connaissances capables de la mettre à même de pénétrer les mystères de l'amour. Entraînée par son imagination, elle met tout en usage pour y parvenir; elle interroge, pour ainsi dire, tous les objets et les actions de toutes les personnes qui s'offrent à elle. Des gestes, des paroles échappées, des livres qui lui tombent entre les mains, enfin tout favorise ses recherches et sa curiosité, qui s'accroît avec ses découvertes, finit par faire naître en elle des désirs violens. Si ensuite, liée avec des jeunes personnes de son sexe, elle peut en recevoir quelques éclaircissemens, elle leur en communique à son tour, et alors, rassemblant leurs idées et leurs différentes lumières, leur imagination se procure de nouveaux matériaux et agit avec plus de force, et conséquemment avec un danger plus grand pour leur santé.

Dans les constitutions faibles, il est rare que l'imagination prenne assez de force pour produire des désordres promptement funestes sur le physique. Mais son action trop prolongée n'est pas moins dangéreuse, lorsque, par un amour né d'une préférence exclusive, on s'abandonne aux inquiétudes continuelles et à des sollicitudes cruelles, surtout pour les personnes confiantes et sincères : ingénieuse alors à se tourmenter sans cause raisonnée, l'imagination n'est presque jamais satisfaite ; elle ne semble plus s'occuper qu'à chercher des sujets insensés d'une peine nouvelle, et l'agitation qui en résulte alors énerve toutes les fonctions.

L'imagination est subordonnée souvent à l'impression du tempérament, et prend une énergie qui lui est relative ; d'autres fois c'est elle qui favorise son développement, qui le monte au-dessus de sa propre nature, et qui quelquefois même en produit un entièrement nouveau. On conçoit que, dans cette dernière circonstance, on peut, en agissant sur elle, modifier les effets, ou réprimer l'impétuosité d'un temperament trop ardent, et le rendre moins accessible aux effets funestes des passions. C'est aussi en agissant sur elle qu'un médecin instruit et prudent peut diminuer ou prévenir le danger des maladies qu'il observe chez les filles ; sa pénétration et son intelligence lui suffisent souvent pour changer leur direction nuisible ; tandis que, par des moyens physiques seuls, les effets qu'il produirait seraient nuls, ou très-lents, et le plus souvent insensibles.

C'est au sein des grandes villes, au milieu de la mollesse et de l'oisiveté, par l'usage d'alimens trop succulens, trop épicés, du vin, des liqueurs (1), au centre de certaines sociétés désœuvrées que l'habitude et le besoin font rassembler, à l'opéra, etc.; par une musique tendre et voluptueuse, par les chants, les situations et les danses lubriques, que l'imagination acquiert un développement prématuré, et devient le germe pernicieux de nos passions. On ne voit jamais ces femmes vigoureuses dont la constitution est endurcie par un travail continuel et nécessaire, par une nourriture simple et salubre, qui ne se sont jamais livrées à ces plaisirs factices qui égarent les sens des habitans des cités, être victimes des effets de leur imagination, et éprouver les maladies qui en sont la suite. C'est ainsi que le dit le Professeur *Pinel* (2), la vie sociale et une imagination ardente, qui étendent presque sans bornes la sphère des besoins relatifs à l'existence.... et de ces désirs factices qui, toujours irrités, et si rarement satisfaits, donnent lieu aux désirs les plus véhémens, et font éprouver, par les contrariétés, toutes les fureurs et le désespoir de l'amour.

Il est donc évident que, si l'on veut conserver au physique toute sa force, à la morale toute sa pureté, il faut dans la jeunesse enchaîner le torrent des passions par de bons principes de conduite et de mœurs, et prévenir ainsi le penchant précoce qui entraîne vers les plaisirs de l'amour; l'on doit éloigner tout ce qui peut provoquer les désirs, comme des discours libres, des lectures dangereuses, la vue d'objets peu décens; mettre en usage des occupations utiles et agréables, qui ne laissent à l'imagination aucun temps pour exercer ses ravages (3) : ces moyens auront presque toujours un succès assuré. Qu'on ne s'imagine pas cependant qu'ils

---

(1) Les forges de *Vulcain*, les volcans du Vésuve et le Mont-Olympe, ne brûlent pas de plus de flammes que les jeunes gens nourris de mets succulens et abreuvés de vin. SAINT-JÉROME.

(2) Introduction de la manie, p. 25.

(3) *Otia si tollas, periere Cupidinis arcus.* OVIDE.

pourront imposer silence à la nature lorsque le tempérament sera entièrement formé : ils n'auront que modéré son effervescence, et empêché le développement d'une sensibilité prématurée et morbifique, qui aurait altéré l'état primitif de la constitution. Si alors, instruite par la nature elle-même, la beauté éprouve ces timides palpitations qui annoncent les désirs; si une tendre mélancolie vient absorber les différentes facultés de son ame, oh! c'est envain qu'on mettrait en usage toutes les puissances de la médecine; on détruirait la santé, sans détruire les impulsions du cœur, et on éprouverait la vérité de l'opinion d'*HORACE* :

Naturam expellas furcâ, tamen usque recurret.

Les médecins instruits par l'expérience se méprennent rarement sur les signes qui, chez les femmes, caractérisent les effets de l'amour portés à un degré nuisible : une tristesse extraordinaire; la facilité à verser des larmes pour la plus petite cause; une sensibilité très-grande mise en action par le bruit le plus léger, par le plus petit accident; les yeux sont humides, languissans; les paupières sont affaissées, flétries et entourées d'un cercle livide ou jaunâtre; le visage est pâle : elles recherchent la solitude pour se livrer avec plus de tranquillité à cette mélancolie tendre et pleureuse dont elles paraissent faire leurs délices. Dans cet état, il y a peu de sommeil, peu d'appétit, nulle activité pour le travail; elles conservent long-temps la même attitude, les yeux fixés vers le même lieu, comme dans une profonde méditation; leur son de voix est attendrissant, faible; le pouls irrégulier, petit, languissant. Par ces différens caractères réunis ou isolés, il est rare qu'on puisse méconnaître l'existence des désirs immodérés ou d'une passion profonde. On s'en assure encore en parlant adroitement de l'amour, du bonheur qui résulte de l'union des deux sexes; ou si l'on soupçonne un objet aimé, on en fait l'éloge : on observe pendant ce temps ce qui se passe dans les yeux, dans le pouls, sur le visage; on cherche enfin à gagner la confiance et à obtenir l'aveu qu'on désire; c'est de cette manière qu'*Erasistrate* reconnut l'amour de *Séleucus* pour *Stratonice*, et que *Galien* découvrit celui d'une dame romaine pour le danseur *Pylade*.

Lorsque quelques-uns, ou la plupart des symptômes que nous venons de nommer, se sont manifestés dans une femme, on doit aussitôt mettre en usage les moyens de diversion les plus énergiques. Qu'on ne pense pas cependant pouvoir obtenir du succès de tous ceux qu'on employait autrefois; l'étude des beaux-arts, la peinture, la musique, et tous les autres moyens sédentaires que l'on conseillait, ne servaient qu'à exalter encore l'imagination. Et en effet, pense-t-on que l'ame, disposée alors à tout s'approprier pour en faire l'aliment de ses méditations, puisse ne pas être émue par les belles formes d'un gladiateur qu'une jeune personne soumettra à son pinceau? Les accens d'une mélodie touchante seront-ils sans effets sur des sens dominés par un sentiment mélancolique; et l'étude de l'éloquence, en rendant le sang plus effervescent, en allumant le feu de l'imagination, sera-t-elle sans dangers? Rien d'ailleurs ne pourrait-être plus nuisible que la vie molle et tranquille qu'exigent ces études. Aussi, les moyens suivans me paraissent être préférables à tous, excepté cependant au mariage, qui, comme je le dirai dans l'instant, offre seul une guérison certaine. Ces moyens sont d'abord de produire une impression vive sur le moral, principalement quand les affections existantes sont la suite d'un amour exclusif; et, dans ce cas, cherchez des défauts à l'objet aimé, dit *Ovide* (1), exagérez-les, répandez adroitement du ridicule sur l'être que l'on croyait parfait; tâchez de faire naître une nouvelle passion, et surtout

---

(1) *Exige quòd cantet, si quæ est sine voce puella;*
Non didicit chordas tangere, posce lyram;
Turgida, si plena est, si fusca, nigra vocetur;
Et poterit dici rustica, si proba est:
Hortor et ut pariter binas habeatis amicas;
Alterius vires subtrahit alter amor.

OVIDE, de Arte amandi.

éloignez la malade de l'objet de son amour, car ce n'est que loin de lui que la raison peut reprendre ses droits. Faites ensuite diversion aux désirs, par des occupations sérieuses et fatigantes; fixez l'esprit par des idées abstraites; ne lui laissez pas le temps de se livrer à des réflexions sur son amour; et, dans ce dessein, ne la laissez jamais seule, et, s'il est possible, ne lui permettez de fréquenter que des sociétés de femmes aimables qui, par leur conversation ou leur gaieté, puissent produire sur elle une continuelle diversion. Les voyages difficiles et de long cours produisent le plus souvent d'heureux effets, quoiqu'en dise *Senèque* (1); parce que la variété des objets occupe l'esprit, en intéressant la curiosité; et on éprouve d'ailleurs des difficultés et des dangers qui contre-balancent d'abord, et souvent finissent par anéantir la passion dominante. Ce principe de la philosophie morale, dit le Professeur *Pinel* (2), qui apprend, non à détruire les passions humaines, mais à les opposer l'une à l'autre, s'applique également à la médecine comme à la politique, et ce n'est point là le seul exemple du contact de l'art de gouverner les hommes et de les guérir de leurs infirmités; l'un et l'autre ne voient souvent que de ne point contrarier les penchans de la nature, ou de les contre-balancer par des affections plus puissantes.

Les législateurs de la Grèce n'ignoraient point cet art; aussi l'employèrent-ils avec succès dans un temps où les filles de ces voluptueuses contrées, ne pouvant résister aux penchans invincibles de la nature, se donnaient la mort pour s'y soustraire. Ils promulguèrent une loi qui ordonnait qu'on traînât leur cadavre nu sur les places publiques. Dès ce moment, dit *Plutarque*, aucune d'elles n'osa attenter à sa vie.

---

(1) *Sénèque* pense que, dans les maladies de l'ame, les voyages font très-peu d'effet; il cite à ce sujet un bon mot de *Socrate*, qui disait à un mélancolique qui se plaignait d'en avoir retiré peu de succès : *Je n'en suis pas surpris, vous voyagiez avec vous.* SÉNÈQUE, lettre 104; SUE, Mémoire de la Société médicale d'Emulation, 4.e année.

(2) *Manie*, p. 237.

Lorsque les accidens sont déjà assez graves pour que les secours moraux ne puissent suffire, il faut se hâter de recourir aux moyens capables de calmer l'agitation : les boissons rafraîchissantes et nitrées, les émulsions, le petit-lait, les bains. On doit interdire soigneusement les alimens échauffans ou trop nourrissans, comme les viandes fortes et fumées, les œufs, le chocolat, les ragoûts épicés, les liqueurs spiritueuses ; ne vivre que de végétaux, de viandes tirées des jeunes animaux.

Dois-je citer aussi les vertus si préconisées autrefois des semences d'*agnus castus*, *de nénuphar*, auxquelles M. *Chomel* attribuait le pouvoir d'arrêter des accès hystériques, mais qu'il ne croyait pas capables cependant d'arrêter l'impulsion de la nature ? Aurons-nous plus de confiance dans les feuilles de mandragore et de roses, dont on ordonnait de parsemer les lits des personnes qui voulaient pouvoir résister sans danger à la continence ? Le docteur *Ferrant* (1) prescrivait de mettre au pain et à l'eau les jeunes gens chez qui la nature parle ; de changer la direction de leur imagination, en leur suscitant des affaires criminelles, en les faisant mettre en prison. *Rhazès* (2) conseille un moyen bien plus violent encore, d'après un célèbre médecin juif dont il invoque le témoignage : il ordonne de lier la personne attaquée d'un délire érotique, et de la frapper à grands coups de poings et de verges, si les autres remèdes ont été infructueux, et d'administrer ce topique à plusieurs reprises, si le bien ne s'opère pas dès la première fois. Mais de tous ces remèdes, aucun ne réussit le plus souvent, et s'ils sont employés sans ménagement, ils rendent sots, hebétés et nuls dans la société les malheureux qu'on soumet à leur influence.

Un médecin qui voulait corriger sa femme d'un excès de tempérament s'avisa d'un moyen qui probablement ne sera plus employé, quoiqu'il ait rempli son but. Voici comment il est rapporté

---

(1) Discours curieux, par *J. Ferrant Agenois*. Paris, 1612.

(2) Livre premier *de la Continence*, chap. 4.

par le médecin *Naudé*, dans son Traité intitulé : *Coups d'Etat*. Un médecin s'apercevant de l'infidélité de sa femme, et que la force de son tempérament était la cause de ses amours illicites, une nuit qu'il était couché avec elle, se leva en sursaut en criant qu'il y avait des voleurs dans la chambre. Il se jette sur-le-champ sur ses armes; tire deux ou trois coups de pistolet, frappe de son épée sur les tables et les chenets, et met la terreur et l'épouvante dans toute sa maison. Le matin, lorsque tout fut tranquille, il va tâter le pouls de sa femme, lui annonce qu'elle a une fièvre considérable, qui peut devenir mortelle si on ne la saigne sur-le-champ. Il fait répéter la saignée sept à huit fois, lui fait appliquer les ventouses, lui donne de fréquentes purgations, et continue ainsi de feindre qu'il la croit malade, et la tient au lit pendant six mois. Par ce moyen, ajoute *Naudé*, il refroidit tellement son tempérament, et la rendit si maigre, si pâle et si exténuée, qu'il éteignit en cette pauvre femme le feu de l'amour. »

Nous avons dit que la rétention du fluide séminal, en agissant sur l'imagination, et, par suite, sur tous les organes, produisait la plupart des maladies qui accompagnent la continence. On conçoit donc que l'usage de l'hymen, en évitant cette surcharge, ou en la détruisant, devient le moyen curatif de toutes les affections produites par cette cause, lorsqu'elles ne sont pas chroniques ou compliquées de la désorganisation de quelques parties. Il est vrai que l'hymen n'est pas toujours à la portée de toutes les personnes qui en ont besoin : c'est ce qui avait engagé quelques médecins à le remplacer par d'autres moyens, que des motifs plus respectables sans doute que leurs conseils, obligent de rejeter; c'est une médecine prohibée, dont *Galien*, *Haller* et *Tissot*, n'ont pu se défendre cependant de consigner dans leurs écrits de très-heureux effets.

Galien, après avoir comparé les effets de la rétention de la semence à ceux d'un venin puissant, cite, pour les prévenir, une observation qui probablement est devenue la source de cette pratique indécente que le vulgaire emploie encore au mépris des mœurs : *Mulier ex longo vidua, cùm enim, et aliis malis, et nervorum quoque distensione vexaretur, dicente obstetrice uterum esse retractum, remediis ad hujus modi affectus consuetis uti visum est; quibus adhibitis, partìm ob ipsorum calorem, partìm etiam cùm inter curandum manibus tractarentur partes muliebres, obortâ titillatione, cum labore et voluptate veluti per coitum, excrevit crassum plurimumque semen, atque ita à molestiâ liberata est mulier* (1).

A semine retento, inquit Zacutus, *patiebatur puella, quæ ex intervallis, paroxismo ita convellebatur, ut accedente difficili respiratione, tota convulsa, sine sensu ullo, occulis distortis, nimio dentium stridore procedente, cum linguâ tremulâ, animam efflare videretur. Qui, cùm plurima auxilia quæ in hac accessione utilia sunt, non juvarent, pessaria ex acri confecta, utero applicanda curavit, ex quorum admotione, titillatione et fervore quodam in utero concitato, copiosum semen excernens, ab accessione sævâ superstes remansit* (2).

Il existe un grand nombre d'exemples de mélancoliques, d'hystériques, d'épileptiques, guéris par l'usage du mariage. *Swenck* rapporte qu'une Italienne qui, dans un accès de fureur utérine, était sortie nue de chez elle, étant entrée dans une maison ou plusieurs hommes la firent servir à leurs plaisirs, retrouva la raison au milieu de leurs embrassemens.

Une femme éprouve assez fréquemment une irritation dans l'uterus qui lui fait désirer les plaisirs de l'amour. Son mari, quoique jeune, est infirme ; par conséquent elle est assujettie à des privations presque continuelles. Quand l'irritation est violente, elle a aussi des convulsions et quelques signes de délire : quelques caresses

(1) Galenus, *de locis affectis*, lib. 6, cap. 5.
(2) Prax. admirand., observ. 85.

de son mari terminent ordinairement ces symptômes ; autrement la passion hystérique succède à cet état (1).

Je ne citerai pas un plus grand nombre d'exemples ; il n'en est pas besoin, je crois, pour prouver qu'aucun médicament ne peut valoir, en amour, la jouissance de l'objet aimé.

Afferat ipse licet sacras Epidaurius herbas ;
. . . Amor non est medicabilis herbis. OVIDE.

Maintenant il ne me reste qu'à parler des moyens qu'on doit opposer aux épuisemens produits par l'abus des plaisirs vénériens.

Lorsqu'une femme, après des jouissances plus ou moins répétées, selon l'énergie de ses facultés physiques, éprouve du découragement et de l'abattement, de la diminution dans ses fonctions digestives, un engourdissement dans tous les membres, du trouble dans ses idées, etc., elle doit sur-le-champ suspendre des plaisirs dont elle ne peut plus user sans s'exposer aux suites les plus funestes pour sa santé. Elle doit aussi se livrer au repos pendant un temps proportionné au degré de fatigue ou d'épuisement dans lequel elle se trouve, et éviter avec soin la vue des hommes qui pourraient encore exciter ses désirs. Pendant ce temps, elle fera un usage habituel d'alimens légers et adoucissans, comme des crêmes d'orge, de riz, de gruau. Le chocolat avec le lait peut aussi produire un bon effet, comme nourrissant et tonique. Les viandes tirées des jeunes animaux sont les seules qu'on doive se permettre en nature ; mais on peut tirer un très-grand avantage du suc des viandes en général, du bon bouillon. Pour boisson, un peu de bon vin, après chaque repas, est utile ; du vin et de l'eau dans les intervalles. Pour diminuer l'irritation des parties de la génération, on les injectera fréquemment avec des décoctions de plantes adoucissantes et mucilagineuses. On prendra aussi de temps en temps des bains tièdes

(1) *Chambon*, Maladies des filles, chap. 56.

ou des demi-bains. Le médecin ne doit pas négliger d'agir sur le moral, qui est affecté souvent, surtout chez les femmes qui joignent à un tempérament ardent une grande susceptibilité nerveuse. Dans ces cas, il commencera par frapper l'esprit de la malade, en lui peignant dans un tableau vif et frappant toutes les conséquences des abus auxquels elle s'est livrée. Il fera ensorte de provoquer en elle de sérieuses réflexions sur son état présent ou imminent, et lui faire sentir fortement tous les dangers qu'elle court, et la grandeur du précipice dont on se propose de la retirer. Un autre moyen non moins efficace et aussi fécond en résultats utiles que dans la continence, est le pouvoir de la distraction : il faut produire sur les organes une suite d'impressions douces qui les occupent sans trop les fixer; qui leur soient agréables, mais qui ne puissent les émouvoir fortement.

Le pouvoir de l'habitude s'oppose singulièrement quelquefois aux différens moyens qu'on veut employer. Il produit une tendance irrésistible à réitérer des actions déjà exercées; il soumet toute l'économie à ses lois, et semble les faire triompher de l'art et de la nature : dans ce cas, les malades sont incorrigibles, et parviennent au dernier degré d'épuisement, sans avoir voulu se soumettre à aucun moyen curatif. Que faire alors? La guérison ne peut plus s'obtenir sans des difficultés le plus souvent insurmontables. *Boerrhaave* (1) manifeste ainsi son opinion à ce sujet : dans ce cas, dit-il, il y a peu d'espérance de guérison. Le lait passe trop facilement; l'exercice à cheval ne fait aucun bien à ces sortes de malades, et ils se plaignent que les remèdes les affaiblissent. Effectivement l'exercice rend, dans l'erreur de leurs songes, l'écoulement de la semence plus abondant, et leur ôte en même temps leurs forces : lorsque le jour reparaît, ils ne quittent leurs lits que baignés de sueur et affaiblis par le sommeil même; ils ne peuvent supporter les aromatiques, dont les effets sont aussi dangereux. Les

(1) Institutions de médecine, tom. 7.

seules ressources, dans ce cas, sont les bons alimens, un exercice modéré, les bains de pied et les frictions faites avec précaution.

Hippocrate commençait la cure par un vomitif et un purgatif. Son autorité ne peut empêcher les médecins de regarder ces moyens comme fort nuisibles, et *Hoffmann* le prouve par des observations concluantes, parmi lesquelles est celle d'une prostituée publique, qui éprouvait un obscurcissement dans la vue toutes les fois qu'elle avait commerce avec un homme : ayant pris un émétique, elle perdit entièrement la vue.

Sanctorius (1) dit : *Coitus immoderatus postulat cibos paucos et boni nutrimenti.* En effet, si la malade peut digérer encore un peu, il faut donner des alimens qui, sous un petit volume, contiennent beaucoup de nourriture, en donner peu, mais fréquemment; pour boisson, de l'eau et du bon vin non mousseux, le chocolat dissous dans l'eau ou dans le lait, les toniques, les amers, les bains froids. Si la sensibilité et l'irritabilité sont très-grandes, les délayans et les anti-spasmodiques sont utiles. Ce traitement diffère très-peu du précédent; il faut seulement agir avec plus de ménagement sur le moral; ne point effrayer la malade par un portrait trop énergique des maux qui peuvent l'accabler : souffrante et faible, son imagination grossirait ceux qu'elle éprouve, et elle se croirait réduite à l'état le plus désespérant. Je n'ai pas besoin d'ajouter qu'il faut, ainsi que dans le premier degré, éloigner tout ce qui peut encore irriter les sens.

. . . . Non ulla magis vires industria firmat,
Quàm venerem et cæci stimulos avertere amoris.

VIRG.

(1) Aph. 22, sect. 6.

APHORISMI HIPPOCRATIS.

Ex LORRY editione.

I.

Quæ longo tempore extenuantur corpora, lentè reficere oportet : quæ verò brevi, celeriter. *Sect. II, aph.* 7.

II.

A repletione quicumque fiunt morbi, evacuatione sanantur; et quicumque ab evacuatione, repletione. *Idem.*

III.

Mulieri ab uterinâ passione vexatæ, aut difficulter parienti, sternutatio superveniens, bonum. *Sect. V, aph.* 35.

IV.

Quæ frigidos ac densos habent uteros, non concipiunt, extinguitur enim ipsis genitura : et quæ siccos magis et adurentes ; alimenti enim inopiâ semen corrumpitur : quæ verò ex utrisque temperamentum habent moderatum, hæ ipsæ proliferæ fiunt. *Idem, aph.* 62.

V.

Eunuchi non laborant podagrâ, neque calvi fiunt. *Sect. VI, avh.* 28.

V I.

Mulier non laborat podagrâ, nisi menses ipsi defecerint. *Idem*, *aph.* 29.

V I I.

Puer non laborat podagrâ ante Veneris usum. *Idem*, *aph.* 30.

www.ingramcontent.com/pod-product-compliance
Lightning Source LLC
Chambersburg PA
CBHW071414200326
41520CB00014B/3449
9782014490527